Kohlhammer

Mal Leicester

Leben mit Tourette-Syndrom

Ein Ratgeber für Betroffene, Angehörige, Therapeuten und Lehrer

Aus dem Englischen übersetzt von Wolfram Kawohl
Mit einer Einführung von Wolfram Kawohl und Susanne Walitza

Verlag W. Kohlhammer

Englischsprachige Originalausgabe:
Can I tell you about Tourette Syndrome? A guide for friends, family and professionals.

First published in the UK in 2014 by Jessica Kingsley Publishers Ltd
73 Collier Street, London, N1 9BE, UK
www.kjp.com
Alle Rechte vorbehalten

Copyright © Mal Leicester 2014
Abbildungs-Copyright © Anthony Phillips-Smith (Apsley) 2014
Vorwort-Copyright © Julie Collier 2014

Deutschsprachige Ausgabe:

1. Auflage 2015
© W. Kohlhammer GmbH, Stuttgart
Gesamtherstellung: W. Kohlhammer GmbH, Stuttgart

Print:
ISBN 978-3-17-029719-7

E-Book-Formate:
pdf: ISBN 978-3-17-029720-3
epub: ISBN 978-3-17-029721-0
mobi: ISBN 978-3-17-029722-7

Für den Inhalt abgedruckter oder verlinkter Websites ist ausschließlich der jeweilige Betreiber verantwortlich. Die W. Kohlhammer GmbH hat keinen Einfluss auf die verknüpften Seiten und übernimmt hierfür keinerlei Haftung.

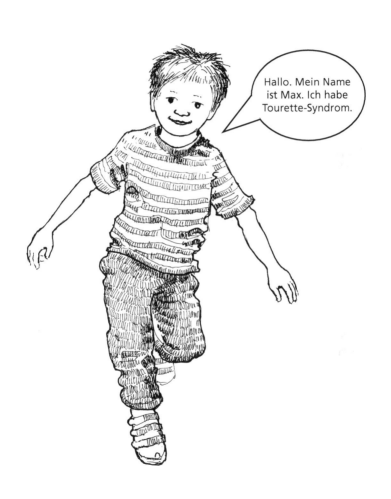

Für meinen Enkel, Aidan David Dover, in Liebe.

Inhalt

Einführung zur deutschen Ausgabe

Immer wieder wird in der klinischen Praxis nach Ratgebern und Informationsbroschüren zum Gilles-de-la-Tourette-Syndrom (kurz: Tourette-Syndrom; TS) für Betroffene und ihre Angehörigen gefragt. Die wenigen in deutscher Sprache vorhandenen Drucksachen kommen oft recht technisch daher und sind insbesondere für Kinder kaum zu verstehen. Umso erfreulicher ist es, dass mit »Leben mit Tourette-Syndrom« nun auch auf Deutsch ein gut verständliches und anschauliches Werk vorliegt, welches sich an betroffene Kinder, deren Familien und an das Schulpersonal richtet. Durch wissenschaftliche Studien mit großen Bevölkerungsstichproben wissen wir heute, dass Tic-Störungen, darunter das Tourette-Syndrom, keineswegs selten sind. Dennoch ist insgesamt wenig Wissen dazu in der Allgemeinbevölkerung und teilweise auch bei Fachpersonen vorhanden. Wir lernen immer wieder Betroffene kennen, bei denen bzgl. der Diagnose lange Zeit Unklarheit bestand oder noch besteht. So kommt es leider immer noch vor, dass die Erkrankung über Jahre oder Jahrzehnte, teilweise bis ins Erwachsenenalter hinein, unerkannt bleibt, z. B. wenn die vokalen Tics nicht im Vordergrund stehen. Dies liegt vielleicht an dem Vorurteil, dass die vokalen Tics auffällige sprachliche Inhalte haben müssten wie Fluchen oder obszöne/sexualisierte Inhalte (was auch als Koprolalie bezeichnet wird). Dies ist aber bei den meisten Patienten nicht der Fall, sondern die vokalen Tics können auch sehr einfache Lautäußerungen wie Schniefen oder Hüsteln sein.

Mit ein Grund für diesen selbst unter Fachpersonen verbreiteten Irrtum dürften sensationsheischende Medienberichte sein, in denen praktisch ausschließlich Betroffene mit entsprechender

Symptomatik porträtiert werden. In Wirklichkeit kommt Koprolalie jedoch nur bei ca. 10 % der Betroffenen vor.

Betroffene berichten immer wieder, dass ihre Tics von der Familie und in der Schule als »schlechtes Benehmen« interpretiert wurden. Das Vorliegen eines Tourette-Syndroms im Kindes- und Jugendalter betrifft nie nur das Kind und dessen Familie, sondern stets und insbesondere auch die Schule. Aber auch in Schulen ist noch viel zu wenig Wissen über die Erkrankung vorhanden. Die meisten Lehrenden verfügen über wenig bzw. gar keine vertieften Kenntnisse bzgl. der Störung. Ein Tourette-Syndrom bringt nicht nur für das betroffene Kind selbst, sondern auch für die Mitschülerinnen und Mitschüler u. U. erhebliche Einschränkungen mit sich und es ist wünschenswert, dass das Schulpersonal die Kinder auffangen und unterstützen kann.

Das große Verdienst des Buches von Mal Leicester ist es, eine gemeinsame Wissensquelle und Diskussionsgrundlage sowohl für die von einem TS betroffenen Kinder und deren Familien als auch für das Schulpersonal zur Verfügung zu stellen. Mal Leicester ist emeritierte Professorin für Pädagogik, ehemalige Lehrerin an einer weiterführenden Schule und Autorin verschiedener pädagogischer Werke, u. a. zum Thema Inklusion. Zusätzlich ist sie auch aus der Angehörigenperspektive heraus mit dem Krankheitsbild vertraut. Sie kennt daher die schulischen und sozialen Herausforderungen, die mit einer Erkrankung wie dem Tourette-Syndrom verbunden sind, sehr gut. Wir freuen uns daher sehr, dass nun eine Übersetzung ins Deutsche vorliegt, zumal die wesentlichen zu vermittelnden Aspekte international die gleichen sind. Das Buch ist aus der Sicht eines neunjährigen Jungen, Max, verfasst, der seine Geschichte erzählt und berichtet, wie er mit dem Tourette-Syndrom zu Hause, in der Freizeit und in der Schule umgeht und was ihm bei der Bewältigung hilft. Tipps wie die Einrichtung eines Patensystems, die Benennung eines festen Ansprechpartners oder Vertrauenslehrers sowie spezielle Vereinbarungen für die Arbeit im Unterricht sind sicherlich unabhängig vom jeweiligen Schulsystem umsetzbar. Das Werk orientiert sich am Grundsatz der Ressourcenorientierung. Dies bedeutet, dass im Umgang mit einer Erkrankung all das in den Vordergrund gestellt werden sollte, was gut funktioniert und was den Betroffenen entlastet. Max berichtet dementsprechend u. a. darüber, dass es ihm bei seinen Hobbys gelingt, die Störung zu vergessen und Erfolge zu haben, wie z. B. den Sieg bei einem Kart-Rennen. Max wird im Rahmen einer Tourette-Spezialsprechstunde behandelt. Dies ist natürlich grundsätzlich wünschenswert, steht aber, je nach Wohnort, nicht allen Betroffenen zur Verfügung. Dennoch sind wir der Ansicht, dass alle Betroffenen nach Möglichkeit zumindest einmal im Rahmen einer Spezialsprechstunde untersucht und bzgl. der Behandlung beurteilt werden sollten. Gleichermaßen wichtig erscheint es uns, Betroffenen und Familien den Kontakt zu Selbsthilfeorganisationen wie den Tourette-Gesellschaften zu ermöglichen. Im Anhang sind entsprechende Adressen aufgeführt.

Da »Leben mit Tourette-Syndrom« kein Behandlungsleitfaden ist, sondern sich auf den Umgang mit der Erkrankung im Alltag fokussiert, sind die Informationen zur Behandlung entsprechend kurz gehalten. Wir möchten diesbezüglich auf die Leitlinien der verschiedenen Fachgesellschaften verweisen. Über Art und Weise der Behandlung muss jedoch auch im Einzelfall entschieden werden, nicht jeder Betroffene bedarf einer medikamentösen Behandlung. Mit dem Habit-Reversal-Training gibt es neben medikamentösen Behandlungen mittlerweile ein bewährtes psychotherapeutisches Verfahren, dessen Wirksamkeit bei Kindern und Jugendlichen nachgewiesen werden konnte. Für Umstellungen der Ernährung und homöopathische Behandlungen konnte hingegen keine Wirksamkeit nachgewiesen werden. Im Verlauf ergeben sich darüber häufig Änderungen der Intensität, sodass eine einmal begonnene Behandlung immer wieder neu beurteilt werden muss. In jedem Fall kommt aber der Information des Betroffenen und seines Umfelds eine zentrale Bedeutung zu und genau hierzu vermag der vorliegende Ratgeber beizutragen.

Wir wünschen uns sehr, dass Kinder mit Tourette-Syndrom den hier sprechenden Max kennenlernen können und dass auch betroffene Jugendliche von Max lesen können und sich erinnern, wie es für sie in dem Alter war. Wir wünschen uns, dass alle Eltern von betroffenen Kindern einen Ratgeber wie diesen an die Hand bekommen und dass auch Fach- und Lehrpersonen einen solchen Ratgeber an ihren Schulen und Arbeitsorten vorfinden.

Zürich, im März 2015
Prof. Dr. med. Dipl.-Psych. Susanne Walitza
Prof. Dr. med. Wolfram Kawohl

Vorwort

Ich traf Mal Leicester zum ersten Mal bei einem unserer Gruppentreffen. Sie hatte *Tourettes Action*[1] kontaktiert, weil sie nach Angehörigenunterstützung in ihrer Gegend suchte, und sich freundlicherweise bereit erklärt, eine neue Gruppe zu koordinieren. Als Mal erwähnte, dass sie dabei war, ein Buch über das Tourette-Syndrom (TS) zu schreiben, war ich begeistert und wusste, dass sie mit ihrem umfangreichen Hintergrund in den Bereichen Bildung und Behinderung, zusammen mit ihrer persönlichen Erfahrung mit TS in der eigenen Familie, die ideale Autorin für ein solches Werk abgeben würde. Ich konnte es nicht erwarten, es endlich zu lesen.

Heute bekam ich eine Nachricht von einer Mutter, die ich neulich bei einem Gruppentreffen gesehen hatte. Sie bedankte sich bei mir für die Organisation des Treffens und sagte, wie wunderbar es für sie gewesen sei, andere Eltern zu treffen, die sich in derselben Situation wie sie befinden. Sie hatte versucht, mit ihrem Sohn über seine Tics zu reden, es gleichzeitig aber sehr schwierig gefunden, seine Aufmerksamkeit dafür zu bekommen.

Dieses Buch wird ideal dafür geeignet sein, dass Eltern und Kinder zusammensitzen und darin lesen und dass die ganze Familie das Leben mit TS kennenlernt. Kinder werden sich an der Geschichte von Max orientieren und Erwachsene werden mehr Informationen und Wissen über die Störung erlangen. Ich weiß,

---

1 Die britische Tourette-Gesellschaft

13

dass das in Zukunft sehr vielen Familien in dieser Situation helfen wird.
TS wird sehr stigmatisiert und sogar heute, im 21. Jahrhundert, vielfach missverstanden. Manche sehen es als die »Fluch-Krankheit« und einmal hat mich jemand gefragt, ob es sich wirklich um eine echte Erkrankung handelt! Wir haben noch einen langen Weg vor uns, um die Bekanntheit zu verbessern. Dieses Buch ist ein weiterer großer Schritt in die richtige Richtung.

Ich habe das große Vergnügen gehabt, viele Menschen aller Altersstufen mit TS kennenzulernen, von denen die meisten talentierte, intelligente und kreative Leute sind, die dafür akzeptiert werden wollen, was sie als einzelner Mensch sind und was andere jenseits ihrer Tics sehen.

Es würde mir gefallen, eine Ausgabe dieses Buches in den Bibliotheken aller Schulen im Vereinigten Königreich zu sehen. Es wird Lehrern dabei helfen, ein besseres Verständnis zu erlangen, und Max' Geschichte wäre ideal für die Bekanntmachung bei Gleichaltrigen in den Schulen.

Es ist an uns allen, den Bekanntheitsgrad zu verbessern, Hindernisse aus dem Weg zu räumen und Stigmatisierung zu vermindern, sodass Menschen mit TS ihr Leben in vollen Zügen genießen können, ohne sich isoliert und von der Gesellschaft im Stich gelassen zu fühlen.

Julie Collier
Gruppenmanagerin
Tourettes Action

Danksagung

Ich möchte gerne Sarah Tanner für die tatkräftige Hilfe bei der Vorbereitung des Manuskripts danken, Lucy Buckroyd für Rat und Ermutigung und Tony Phillips-Smith (Apsley) für seine tollen Illustrationen. Für ihre hilfreichen Anmerkungen bin ich Julie Collier, Suzanne Dobson, Jane Fowlie, Joe Kilgariff und Roger Twelvetrees zu Dank verpflichtet.

Einleitung

Dieses Buch wurde geschrieben, um Kindern, Eltern und Lehrern zu helfen, das Tourette-Syndrom besser zu verstehen.

• Es ist ein kinderfreundliches Buch, welches mit Kindern, die TS haben, gemeinsam angeschaut werden kann. Sie können dabei darüber sprechen, was das TS mit ihnen macht, und es soll ihnen verstehen helfen, dass es viele andere Kinder gibt, die auch TS haben. Sie sind nicht alleine. Es soll den Kindern auch zeigen, dass die Tics nichts sind, was sie falsch machen. Es ist nicht ihr Fehler.

• Kinder und Jugendliche, die kein TS haben, können hier etwas über die Schwierigkeiten nachlesen, denen ein Kind mit TS gegenübersteht. Es wird ihnen erklärt, was TS ist und wie sie Betroffenen helfen können. Durch besseres Verständnis werden sie durch die Tics weniger verunsichert und eher bereit sein, freundlich und nett mit einem Betroffenen umzugehen.

• Natürlich können auch Eltern, Lehrende und Angehörige anderer Berufsgruppen mit dem Buch mehr über TS lernen und werden dadurch eher bereit sein, Kindern mit TS zu helfen. Für die betroffenen Erwachsenen gibt es Tipps bezüglich einer solchen Unterstützung sowie zusätzliche Informationen und Lektüre-Empfehlungen am Ende des Buches.

Dadurch, dass in diesem Buch der Blickwinkel des Kindes eingenommen wird, bekommen die Erklärungen zu den oft mit der Erkrankung verbundenen herausfordernden Verhaltensweisen ein menschliches Gesicht und es hilft uns zu verstehen, wie die betroffenen Kinder ihre Welt wahrnehmen und wie es sich anfühlt, unter unablässigen und unfreiwilligen Tics zu leiden.

Dieses Buch ist deshalb so wichtig, weil die meisten Leute, darunter die meisten Lehrerinnen und Lehrer, nichts über TS wissen. Tatsächlich glauben die meisten Leute, dass TS bedeutet, dass man immer flucht (Koprolalie), wobei dies nur bei zehn Prozent der Betroffenen vorkommt. Es ist wichtig, dass allgemein ein besseres Verständnis der Erkrankung entwickelt wird. Obwohl nur ein Prozent der Kinder betroffen sind, kann ein Tourette-Syndrom in jeder Familie vorkommen und auch jede Lehrerin und jeder Lehrer wird irgendwann einmal damit zu tun haben. Es ist daher für das Wohlergehen und die Entwicklung der betroffenen Kinder äußerst wichtig, dass ihre Eltern, andere Kinder und Lehrende ein Verständnis dieser Erkrankung haben und sich dementsprechend richtig verhalten, wenn ein Kind unter Tics und den damit oft verbundenen Verhaltensauffälligkeiten leidet. Die folgenden Kapitel zielen also darauf ab, ein sozusagen mitfühlendes Verständnis für die Erkrankung zu entwickeln und gleichzeitig praktische Hinweise zum Umgang damit zu geben.

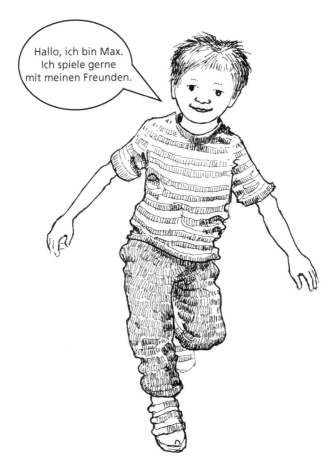

»Ich habe Tourette-Syndrom und dieses Buch wird euch davon berichten.«

Vorstellung von Max, der Tourette-Syndrom hat

»Du wirst nicht direkt erkennen können, dass ich ein Tourette-Syndrom habe. Ich sehe so aus wie die meisten anderen Jungs. Du könntest aber bemerken, dass ich viel zwinkere oder meine Augen verdrehe oder auf meine Hände puste. Manchmal nicke ich mit dem Kopf oder mache meine Schultern krumm. Ich mache auch ein knurrendes Geräusch in meiner Kehle oder Pfeiftöne. Diese Sachen nennt man Tics. Ich möchte sie nicht machen, aber ich kann es nicht verhindern.

TS zu haben bedeutet, dass ich manche Dinge wirklich gut kann, andere Sachen aber schwierig finde. Ich kann mich so gut auf Dinge konzentrieren, die ich mag, wie zum Beispiel Trommeln oder Kartfahren, dass mein Hirn vergisst, mich ticken zu lassen. Obwohl ich weiß, dass mein TS immer da ist, ist es super, eine Pause von meinen Tics zu haben. Ich kann sie nämlich nicht stoppen, wenn ich mich nicht sehr anstrenge, sie zurückzuhalten. Selbst dann wollen sie nach einer Weile raus. Es ist so, wie wenn du mit einem Freund wettest, wer am längsten nicht zwinkern muss. Am Ende müsst ihr beide zwinkern.

TS zu haben bedeutet, dass ich es schwierig finde, mich auf Dinge zu konzentrieren, die mich nicht interessieren. Manchmal, wenn meine Tics mich in der Schule richtig durchschütteln, ist es so, als würden sie alle meine Konzentration und meine Energie beanspruchen.

Es ist für mich sehr frustrierend, wenn mein Körper Zuckungen und meine Stimme Geräusche macht, die ich gar nicht machen möchte. Manchmal staut sich diese Frustration so lange auf, bis ich wirklich wütend bin.«

»Joe von der Tourette-Sprechstunde hat mir erzählt, dass Leute mit TS vieles am liebsten auf die praktische Art lernen und das stimmt. Ich fahre gerne Kart oder spiele Computerspiele. In der Schule wird es mir langweilig, wenn wir zu lange ruhig sitzen müssen und lesen oder schreiben sollen. Joe hat mir auch erzählt, dass Leute mit Tourette oft sehr musikalisch sind. Ich mag Musik und ich lerne Gitarre und Schlagzeug.

Was Joe mir noch gesagt hat, ist, dass Menschen mit TS normalerweise sehr einfühlsam sind. Dies bedeutet, dass wir verstehen, wenn andere Leute traurig sind. Zum Beispiel helfe ich gerne meiner Mutter, weil sie nicht besonders gut laufen kann. Und einmal in der Schule hatte ich einen Tic, dass ich mein Gesicht wischen musste, als ich gesehen habe, dass bei einem anderen Jungen eine Träne die Wange runterlief! Er tat mir leid und ich wollte, dass er sich besser fühlt. Mein Räusper-Tic kann ausgelöst werden, wenn jemand anderes einen Frosch im Hals hat. Einmal dachte deswegen ein Junge, dass ich mich damit über ihn lustig mache, also wurde er ärgerlich und schrie mich an, ich solle aufhören. Später, als er mehr über TS wusste, sagte er, dass es ihm leid täte.«

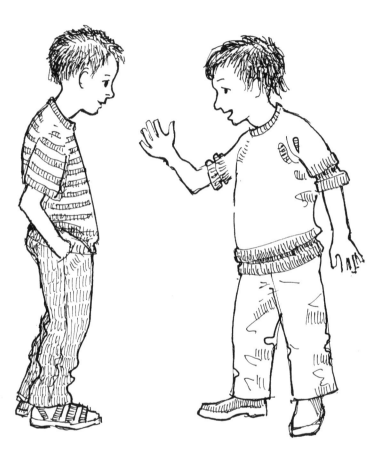

»Manchmal fragen mich andere Kinder, warum ich meine Tics einfach so mache und warum sie sich manchmal ändern.«

Tics und Tourette-Syndrom

»Manchmal fragen mich Leute, was das Tourette-Syndrom eigentlich ist. Es bedeutet, Tics zu haben, die du nicht kontrollieren oder verhindern kannst. TS bedeutet immer, dass die Betroffenen Bewegungs-Tics haben (sogenannte motorische Tics) und Geräusch-Tics (sogenannte vokale Tics), es heißt aber nicht, dass es immer dieselben wären. Mama und Papa haben meine Tics zum ersten Mal bemerkt, als ich fünf war. Ich begann, ganz viel mit den Augen zu zwinkern und ein knurrendes Geräusch zu machen. Seitdem hatte ich einige neue Bewegungs-Tics: Kopfnicken, die Schultern krumm machen und einige, die du nicht sehen kannst, wie zum Beispiel meinen Bauch zusammenzuziehen oder meine Zehen krumm zu machen. Ich hatte seitdem auch schon einige neue Geräusch-Tics: Schnüffeln, Räuspern, Bellen. Manchmal werde ich in der Schule deswegen geärgert und das macht meine Tics nur noch schlimmer.

Manche Tics werden zwangsartige Tics genannt. Das bedeutet zum Beispiel, dass du den Drang hast, bestimmte Dinge zu berühren. Es ist ein bisschen so, als ob du den Drang hättest, dich zu kratzen, wenn es juckt. Manchmal muss ich zum Beispiel mein Bein ungefähr fünf Minuten lang kratzen und dann dasselbe mit dem anderen Bein machen oder ich muss mir vorstellen, dass ich ein Hund wäre, und dann belle ich. Das kommt sogar mir sehr seltsam vor!

Manche Kinder verlieren ihre Tics, wenn sie groß werden. Ich hoffe, ich werde meine dann auch los!«

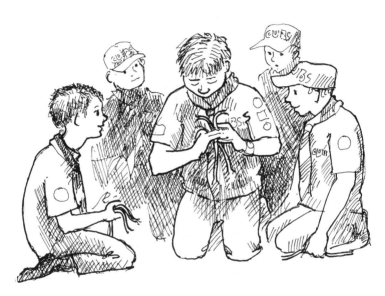

»Es ist super, wenn mich die Leute so nehmen, wie ich bin.«

Mit anderen Kindern

»Am Anfang wollte in der Schule keiner mit mir spielen, weil alle dachten, meine Tics wären seltsam. Das hat mich traurig gemacht, ich wollte doch unbedingt dazugehören. Meine Lehrerin hat dann einen Jungen, Dylan, zu meinem ›Kumpel‹[2] (Pate, Götti) ernannt und jetzt sind wir gute Freunde. Meine Mama und mein Papa haben mir auch geholfen, mich mit anderen anzufreunden, indem sie mir Hobbys wie das Kartfahren

---

2 Ein Kumpel- oder Patensystem (Schweiz: Götti-System) kann in der Schule eingerichtet werden, um es einem betroffenen Kind leichter zu machen, Freunde zu finden und Unterstützung von Gleichaltrigen zu bekommen. Hierzu können empathische und reife Mitschüler ausgewählt werden, die mit dem betroffenen Kind zum Beispiel in den Pausen Zeit verbringen.

ermöglicht haben. Mein Papa hat sogar bei den Pfadfindern mitgeholfen, sodass ich keine Angst haben musste, auch da mitzumachen. Danach hatte ich auch keine Angst mehr, zu einer anderen Pfadfindergruppe zu gehen, nämlich zu den Cubs.

Nachdem meine Klassenlehrerin sich mit meinen Eltern und mir darüber unterhalten hatte, hatten wir sogar eine Schulstunde zum Tourette-Syndrom. Das hat meiner Klasse sehr geholfen zu verstehen, was das eigentlich ist. Die anderen Kinder waren danach deutlich netter und wollten wissen, wie sie mir helfen können.

Einige Kinder in meiner Klasse haben sich so sehr an meine Tics gewöhnt, dass sie sie nicht einmal mehr bemerken. Ich fühle mich immer nervös, wenn ich andere Kinder treffe, weil ich Angst habe, dass sie meine Tics mitbekommen und denken, dass ich komisch bin. Es hilft mir wirklich, wenn Kinder freundlich sind und mich einfach so akzeptieren, wie ich bin.

Ich wünsche mir, dass die Leute mehr *mich* sehen als meine Tics!«

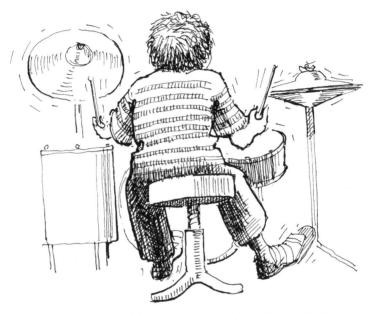

»Es ist unglaublich toll, Hobbys zu haben. Kartfahren, Trommeln, Computer-spiele und Kochen mag ich so sehr, dass ich dann keine Tics habe.«

Zu Hause

»Mama und Papa wissen, dass meine Tics besser werden, wenn ich entspannt bin, und helfen mir dabei, indem sie meine Haare streicheln.[3] Aktiv zu sein und Energie loszuwerden hilft mir auch. Daher machen meine Eltern mit mir oft Fahrradtouren oder wir spielen zusammen Fußball. Wenn ich irgendwo hin muss, wo ich mich noch nicht auskenne, habe ich es gerne, wenn jemand dabei ist, den ich kenne. Sonst stresst mich das sehr und meine Tics werden schlimmer.

---

3 Anmerkung des Übersetzers: Es gibt auch Betroffene, bei denen die Tics unter Entspannung zunehmen. Dies ist insbesondere bei Jugendlichen und Erwachsenen der Fall.

Ich liebe es, mit anderen Kindern zu spielen und sie bei mir zu Hause zu haben. Bei meinen Hobbys habe ich auch ein paar gute Freunde gefunden. Mama und Papa sagen mir nicht, dass ich aufhören soll, Tics zu machen, das würde sowieso nichts nützen. Sie passen auch auf, dass ich mich deswegen nicht schlecht fühlen muss. Zu Hause reden wir nicht viel vom Tourette-Syndrom, aber ich kann mit Mama und Papa immer darüber reden, wenn ich möchte. Gegenüber anderen sprechen sie nicht von meinem TS, wenn ich dabei bin, aber ich bin ganz schön froh, dass sie manchen Leuten, zum Beispiel meiner Lehrerin und anderen Eltern, gesagt haben, was ich habe.

Sie haben meiner Lehrerin einen Flyer von der Tourette-Gesellschaft gegeben und dies hat ihr geholfen, das TS noch besser zu verstehen. Meine Eltern und die Schule sind beide auf derselben Seite – auf meiner.«

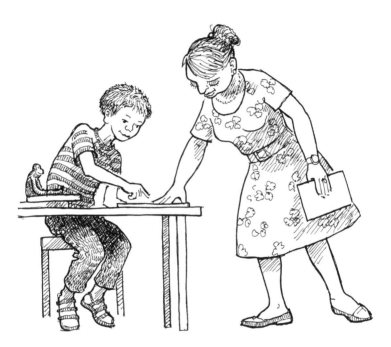

»Es hilft wirklich, wenn die Lehrer versuchen, zu verstehen, was es heißt, ein Tourette-Syndrom zu haben!«

In der Schule

»In der Schule ist es manchmal nicht ganz einfach. Ein paar Beispiele:
* Ich finde es schwierig, mich zu konzentrieren, wenn die Tics meine ganze Energie und Aufmerksamkeit brauchen.
* Wenn meine Augen, mein Kopf oder mein Hals ticken, finde ich es schwierig, zu lesen.
* Wenn meine Augen, meine Hände und Arme ticken, kann ich nicht mehr schön schreiben.
* Geräusch-Tics können mich beim lauten Lesen stören.
* Meine Beine oder Arme zucken manchmal. Dann kann ich keinen Ball fangen, werfen oder vernünftig schießen.

Es ist wichtig, dass sich meine Lehrer mit TS auskennen. Einmal war meine Klassenlehrerin krank und wir hatten eine Vertretungslehrerin, die mich noch nicht kannte. Ich machte Knurr-Tics, als all die anderen Kinder ruhig auf dem Teppich saßen, um

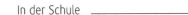

einer Geschichte zuzuhören. Sie dachte dann, ich mache das extra. Ich wurde aus dem Klassenraum geschickt, weil sie dachte, ich wäre frech. Das machte mich wütend und ich fühlte mich unverstanden.«

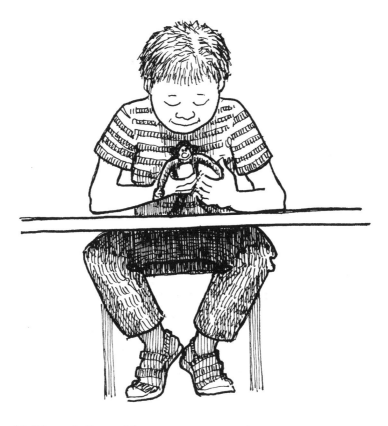

»Ich liebe mein Fingerspielzeug.«

Mein Fingerspielzeug

»Früher, als mich beim Sport niemand ins Team gewählt hat, habe ich mich immer schlecht gefühlt. So, als ob etwas mit mir nicht richtig wäre. Ich habe mich so gefühlt, als ob mich niemand mögen würde. Das hat meine Tics schlimmer gemacht. Meine Lehrerin hat das gemerkt und hat ein paar Unterrichtsstunden zum Thema Freundschaft-Schließen gemacht. Jeder hat mehr darüber gelernt, wie man sich anfreundet. Man muss nett zueinander sein und sich abwechseln. Ich wollte immer die Regeln bestimmen, weil ich mich dann nicht darum kümmern musste, andere Regeln zu lernen. Jetzt weiß ich, dass ich auch einmal zurückstecken muss und mein Bestes geben muss, mich zu konzentrieren, wenn ein anderer die Regeln vorgibt.

Ich habe auch eine Vertrauenslehrerin. Sie will sicher gehen, dass ich keine Probleme habe. Sie ist wirklich toll. Sie schaut sogar in der Pause, ob es mir gut geht. Das Beste ist, dass sie mir einen kleinen Gummiaffen gegeben hat, als ›Fingerspielzeug‹.

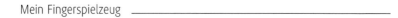

Sie hat gesagt, dass meine Hände mit ihm spielen können, während ich ihr zuhöre. Der Gummiaffe hilft mir, mich ruhig und entspannt zu fühlen.«

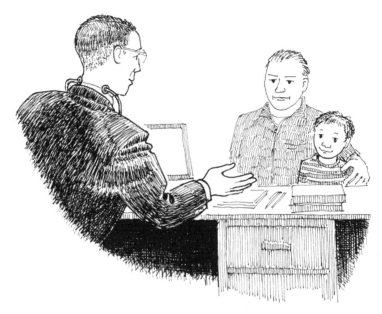

»Als der Arzt uns gesagt hat, dass ich Tourette-Syndrom habe, wussten wir eigentlich nichts darüber und wollten mehr wissen. Jetzt sind wir in der Tourette-Gesellschaft und die Leute in der Tourette-Sprechstunde helfen uns.«

Wie alles herauskam

»Kinder werden mit dem Tourette-Syndrom geboren, aber normalerweise erkennen es die Eltern nicht, bevor die Kinder nicht älter sind.[4] Ich war ungefähr fünf, als meine Eltern meine Tics zum ersten Mal bemerkt haben. Einem Freund von mir und seinen Eltern ist es aber erst aufgefallen, als er zehn war. Obwohl er die Tics da auch schon ein paar Jahre hatte. Manche Leute denken, deine Tics sind nur eine schlechte Angewohnheit. In gewisser Weise ist es gut, herauszufinden, dass diese Tics

---

4 Anmerkung des Übersetzers: Dies ist so nicht ganz korrekt, da sich das Tourette-Syndrom in den meisten Fällen erst einige Jahre nach der Geburt manifestiert und im Säuglings- oder Kleinkindesalter noch keine Symptome auftreten.

bedeuten, dass du TS hast, und dass sie nicht etwas sind, das du einfach stoppen kannst.

Mein Arzt war sehr nett und er erklärte mir, dass es auf keinen Fall mein Fehler ist, dass ich ein TS habe. Er erzählte mir von der Tourette-Gesellschaft und schickte mich zu ein paar Spezialisten in der Klinik. Da habe ich auch Joe von der TS-Sprechstunde getroffen, der sehr freundlich war und uns alles über TS erklärt hat.

Joe hat mich auch gefragt, wo ich mich auf der TS-Skala sehe. Ich musste mit ihm zusammen herausfinden, wie sehr TS meinen Alltag und alles, was ich machen will, beeinflusst. Mama, Papa, Joe und ich waren uns einig: Ich war in der Mitte, also zwischen gering und schwer.

Jemand, der nur ein geringes TS hat, weiß das eventuell nicht einmal. Die Leute denken dann oft, dass es einfach eine schlechte Angewohnheit ist, und bemerken die Tics nicht einmal mehr. Aber jemand, der ein schweres TS hat, hat damit viel mehr Stress als ich.«

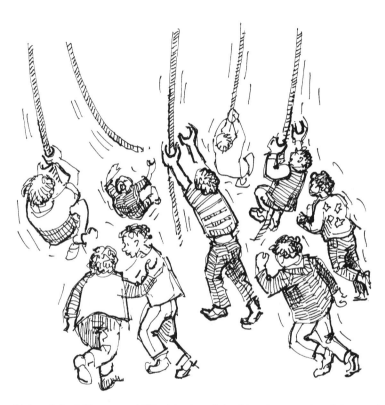

»Meine Selbsthilfegruppe trifft sich einmal im Monat an coolen Orten und manchmal sogar auf einem Indoor-Spielplatz, wo man total viel machen kann.«

Die Selbsthilfegruppe: Tourette-Syndrom und anderes

»Es hat sich herausgestellt, dass es da, wo wir wohnen, keine Selbsthilfegruppe gab. Also haben wir eine gegründet. Die Tourette-Gesellschaft hat uns dabei geholfen. Wir alle waren sehr froh darüber und ich habe ein paar wirklich gute Freunde getroffen. Für Mama und Papa war es gut, andere Eltern zu treffen und mit ihnen reden zu können.

Seitdem waren wir schon auf einem Abenteuerspielplatz und an einigen anderen Orten und hatten viel Spaß.

Wenn wir zusammen sind, haben wir manchmal mehr Tics als sonst. Trotzdem mögen wir es, mit anderen Tourette-Kindern zusammen zu sein, weil die genau wissen, wie es ist, ein Tourette-Syndrom zu haben.

Die meisten Kinder in meiner Selbsthilfegruppe haben mehr als einfach nur ein TS. Zwei von ihnen haben Tourette und Asperger, eines hat Tourette und ADHS (dies ist die Abkürzung für Aufmerksamkeitsdefizit- und Hyperaktivitätsstörung). Ein Kind hat sogar Tourette, Autismus und ADHS.

Wenn du zwei von diesen Sachen hast, macht eine die andere schlimmer. Dann brauchst du wahrscheinlich besondere Hilfe in der Schule.«

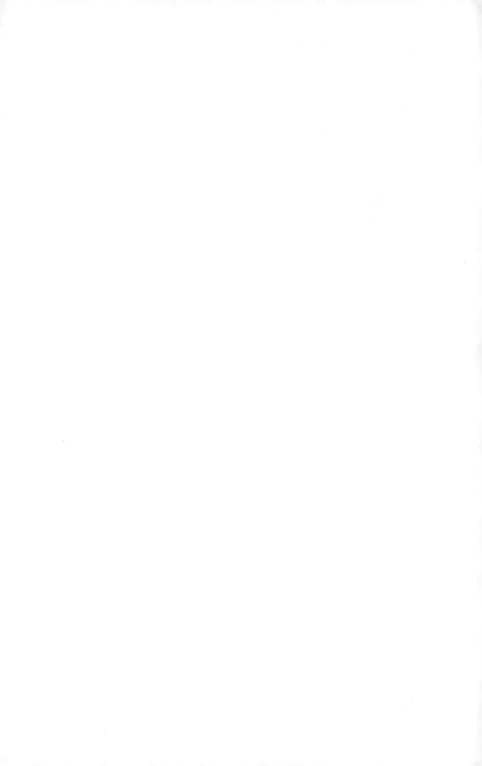

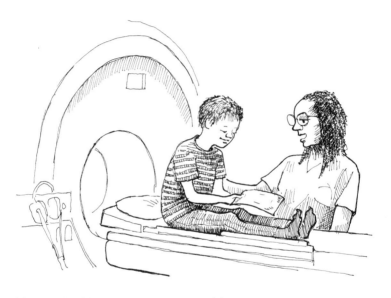

»Ich mag Maschinen. Es war super, ein Bild von meinem eigenen Gehirn zu bekommen.«

Was lässt mich ticken?
Auslöser und Behandlung

»Der Doktor sagt, dass mein Tourette-Syndrom in meinem Gehirn entsteht und zwar da, wo die Bewegungen kontrolliert werden. Manchmal kommt ein Tic einfach so raus und manchmal weiß ich, dass er gleich kommen wird, weil ich ein kitzelndes, zwickendes Vorgefühl bemerke. Der Tic kommt dann und das Zwicken hört auf.

Es gibt eine Menge Dinge, die wir noch nicht über das Gehirn wissen und darüber, wie wir verhindern können, dass es solche Sachen wie Tics macht. Es gibt Leute, die dazu forschen und mehr darüber herausfinden wollen. Ich hatte neulich eine Untersuchung im Kernspintomographen und habe ein Bild von meinem Gehirn bekommen!

Manche Leute denken, dass Stress Tics verursacht, aber das ist so nicht ganz richtig. Das Gehirn erzeugt das Tourette-Syndrom, aber bei vielen Leuten macht Stress die Tics schlimmer und häufiger. Papa sagt, er denkt, dass ich mehr ticke, wenn ich müde bin. Vielleicht möchte er nur, dass ich früh ins Bett gehe. Aber ich glaube, er hat schon recht damit. Ich fühle mich besser, wenn ich richtig fit und wach bin. Medikamente helfen Leuten, die unter schweren Tics leiden. Ich brauche keine, aber wenn meine Tics schwerer würden, würde ich es auch einmal mit einem Medikament versuchen. Wenn ich ein paar Jahre älter bin, möchte ich lernen, wie ich meine Tics ein bisschen besser kontrollieren kann. Man kann sie nämlich in andere Bewegungen, die den Leuten nicht so sehr auffallen, verwandeln. Das nennt man ›Habit-Reversal-Training‹[5]. Ich würde gerne lernen, der Chef meines Gehirns zu sein und darüber zu bestimmen!«

---

5 Anmerkung des Übersetzers: Das Habit-Reversal-Training ist eine verhaltenstherapeutische Methode, bei der man lernt, unerwünschte Handlungen zu verhindern. Auch im Deutschen wird der englische Originalbegriff verwendet.

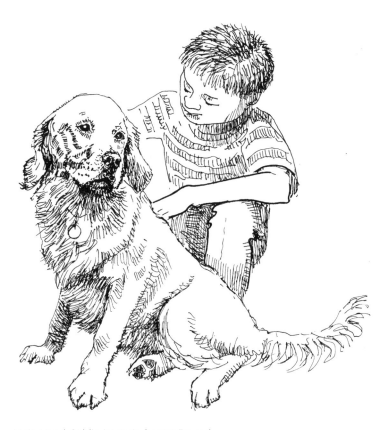

»Mein Hund Goldie ist mein bester Freund.«

Leben mit Tourette-Syndrom: Hunde und anderes Hilfreiches

»Es gibt ein paar Dinge, die mir helfen. Ich liebe es, meinen Hund zu streicheln. Es beruhigt und entspannt mich. Ich wünschte, alle Kinder mit Tourette-Syndrom könnten einen Hund, eine Katze oder ein Kaninchen zum Kuscheln haben!

Meine Mama und mein Papa schneiden die Etiketten aus meiner Kleidung. Kratzende Kleidung finde ich sehr unangenehm und so ein Etikett im Nacken verschlimmert meine Schulter- und Hals-Tics.

Was auch wirklich hilft, sind gute Freunde. Einmal, als einige Kinder mich geärgert haben, hat mein Freund Dylan mich beschützt. Es ist großartig, so einen guten Freund zu haben.

Außer den Hobbys, von denen ich dir schon erzählt habe, finde ich Schwimmen, Singen und Gesellschaftsspiele super, weil sie meine Tics wegschicken. Wenn es aber ein Spiel ist, welches ich nicht ganz verstehe oder schwierig finde, werde ich nervös und meine Tics werden schlimmer.

Mama sagt, wir alle können irgendetwas gut, aber niemand kann alles gut. Wir müssen herausfinden, was wir wirklich gut können und was wir wirklich gerne tun.«

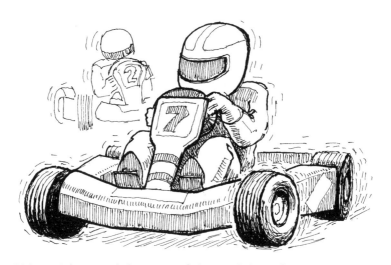

»Meinen Geburtstag haben wir auf der Kartbahn gefeiert. Ich habe die schnellste Runde gefahren. Das hat sich super angefühlt.«

Leben mit Tourette-Syndrom: Was man tun und nicht tun sollte

»Dies ist meine Liste, was du tun und nicht tun solltest, wenn du ein Tourette-Syndrom hast.

Unbedingt machen

• Probiere verschiedene Hobbys aus und finde heraus, was dir wirklich hilft, ein Weilchen ohne Tics zu sein.
• Versuche so offen wie möglich zu den Leuten in der Schule zu sein, selbst wenn du eigentlich scheu bist, und verbringe Zeit mit Freunden, die dich so nehmen, wie du bist.
• Mache Sport.

- Lerne, dich zu entspannen, zum Beispiel durch tiefes Atmen oder Musik oder was auch immer bei dir funktioniert.[6]
- Gib nicht auf. Manche Kinder verlieren ihr TS, wenn sie älter werden, und hoffentlich finden die Forscher eines Tages heraus, wie man TS heilen kann.

Auf keinen Fall machen

- Mach dir keine Vorwürfe, du kannst nichts dafür.
- Mach deinen Eltern keine Vorwürfe, die können auch nichts dafür, niemand kann etwas dafür. Falls deine Mutter oder dein Vater auch TS hat, was durchaus vorkommt, kann sie oder er trotzdem nichts dafür.
- Lass dir nichts gefallen. Wenn andere dich ärgern oder mobben, sage es deinen Eltern oder einer Lehrerin oder einem Lehrer, dem du vertraust.
- Glaube bloß nicht, dass du der Einzige bist, der TS hat. Es gibt viele andere interessante Leute mit einem Tourette-Syndrom, darunter sogar einige richtige Stars.«

---

6 Anmerkung des Übersetzers: Es gibt Betroffene, die sich nicht gerne entspannen, weil dann ihre Tics noch schlimmer werden. Dies sollte in jedem Fall berücksichtigt werden.

»Dies ist meine Liste, was du tun und lassen solltest, wenn du nicht Tourette hast, aber anderen Leuten helfen möchtest, die es haben.

Unbedingt machen

• Versuche zu verstehen, dass wir unsere Tics nicht extra machen, selbst wenn du dir das kaum vorstellen kannst.
• Mach dir klar, dass wir die gleichen Gefühle haben wie du auch.
• Sei offen und freundlich zu uns.
• Du kannst uns gerne auf unsere Tics ansprechen, wenn du wirklich etwas darüber wissen möchtest, aber mach das bitte vorsichtig und freundlich.
• Versuche dir vorzustellen, wie es ist, Tics zu haben.

Auf keinen Fall machen

• Äffe uns nicht nach.
• Halte dich nicht zu viel mit unseren Tics auf.
• Ärgere uns nicht und gib uns keine Spitznamen wegen unseres TS.«

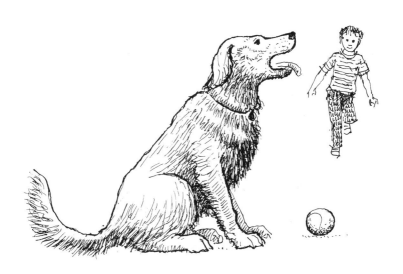

Fakten zum Tourette-Syndrom

- Das Tourette-Syndrom ist nach Georges Gilles de la Tourette benannt, einem französischen Arzt, der im Jahre 1885 eine Fallbeschreibung über neun Betroffene veröffentlicht hat.
- Die genaue Ursache der TS-Erkrankung ist unbekannt, man weiß jedoch, dass verschiedene Gene beteiligt sind.
- Ursache der Tics ist eine Störung in den Hirnregionen, in denen die Planung, Ausführung und auch Verhinderung von Bewegungen stattfindet. Dies gilt in ähnlicher Art und Weise auch für die Zwangserkrankung.
- In der Schweiz und in Österreich dürften jeweils über 80.000 Leute leben, die ein TS haben oder hatten, in Deutschland gilt dies für ca. 800.000.
- Die Worte, die bei vokalen Tics verwendet werden, entsprechen nicht den Gedanken des Betroffenen.
- TS kann zu Ärger mit Leuten führen, die nichts darüber wissen, z. B. mit Lehrern, Polizisten, Busfahrern etc.
- Damit ein Arzt ein TS diagnostizieren kann, müssen sowohl mehrere motorische Tics als auch mindestens ein vokaler Tic über mindestens ein Jahr vorhanden sein.
- Die Erkrankung tritt erstmals in Kindheit und Jugend auf.
- Die Behandlung umfasst Medikation, ein psychotherapeutisches Verfahren, das sogenannte Habit-Reversal-Training, in einzelnen Fällen auch Entspannungsverfahren sowie Meditation und zum Beispiel Yoga. Auch Sport tut vielen Betroffenen sehr gut. Bezüglich Homöopathie, Akupunktur oder spezieller Ernährung gibt es keine Hinweise auf deren Wirksamkeit.

- TS tritt bei ungefähr einem Prozent aller Schulkinder auf. Die Intelligenz ist nicht vom TS betroffen, obwohl TS-Patienten Lernschwierigkeiten haben können.
- TS kommt bei Jungen drei- bis viermal häufiger vor als bei Mädchen. (Wenn in diesem Buch von »er« oder »ihm« die Rede ist, liegt das daran. Auf Mädchen trifft das alles jedoch genauso zu.)
- Nur ein kleiner Prozentsatz der Betroffenen leidet unter Koprolalie, also dem Ausstoßen von Schimpfwörtern. Wenn solche Beschimpfungen vorkommen, entspricht das nicht den Gedanken der Betroffenen. Es ist nicht böse gemeint.
- Ärger und Wut können im Zusammenhang mit der Unterdrückung von Tics auftreten. Falls es in der Schule zu einem Wutausbruch kommt, sollte der Lehrer dies mit dem betroffenen Kind nachbesprechen. Könnte es gegebenenfalls versuchen, seine Gefühle auch anders auszudrücken?
- Das Berühren der eigenen Genitalien oder der Genitalien anderer in zwanghafter Art und Weise kann beschämend sein und großen Ärger auslösen. Auch dies kommt eher selten vor, kann aber zum TS dazugehören. Es sollte versucht werden, dies therapeutisch anzugehen, zum Beispiel, indem das Kind lernt, etwas anderes zu berühren, einen Gegenstand oder einen weniger intimen Körperteil.

Wie Lehrer helfen können

* Sagen Sie dem Kind nicht, dass es mit den Tics aufhören soll.
* Bestrafen sie das Kind nicht für etwas, für das es nichts kann.
* Ermöglichen sie kurze Pausen, auch während der Unterrichtsstunde.
* Geben sie dem betroffenen Kind mehr Zeit bei Aufgaben. Einige Dinge dauern länger, wenn man ein Tourette-Syndrom hat.
* Machen Sie sich bewusst, dass Tics Schwierigkeiten beim Schreiben machen können.
* Das Gefühl, anders zu sein als andere Kinder, kann zu einem niedrigen Selbstwert führen. Wenn möglich, loben sie das betroffene Kind, wenn es etwas gut macht.
* Manche Kinder unterdrücken ihre Tics in der Schule und ticken dann umso mehr, wenn sie daheim sind.
* Medikamente gegen die Tics können zu Müdigkeit und Energielosigkeit führen.
* Geben sie dem Kind mehr Zeit, Aufgaben und Tests abzuschließen.
* Stellen Sie sicher, dass ein Kind mit TS von anderen Kindern unterstützt wird, zum Beispiel durch einen »Paten«.
* Sprechen sie so viel wie möglich mit den Eltern des betroffenen Kindes.
* Manche Kinder haben zu Hause deutlich mehr Tics, dies kann zu Problemen mit den Hausaufgaben führen.
* Finden Sie heraus, wo das Kind am besten sitzen sollte. Manche Kinder mit Tics sitzen zum Beispiel am liebsten hinten in der Klasse, sodass niemand ihre Tics sehen kann.

Andere können sich besser konzentrieren, wenn sie vorne sitzen.

• Manche Kinder profitieren von einem »Fingerspielzeug«. Dies kann ein kleines Spielzeug aus Gummi o. ä. sein, mit dem sie herumfummeln können. Ermöglichen Sie dies.

Wie die Schule helfen kann

- Ermöglichen Sie Flexibilität in der Auslegung von Regeln (dies bedeutet, dass nicht von jedem erwartet werden sollte, alle Regeln strikt zu beachten. Die Probleme von Kindern mit Tourette-Syndrom passen unter Umständen nicht zu allen Regeln in der Schule).
- Stellen Sie einen Ruheplatz oder -raum zur Verfügung für sogenannte »time outs« und für das »Austicken«. Dies ist insbesondere für Zeiten wichtig, in denen die Tics sehr stark ausgeprägt sind.
- Informieren Sie alle Angehörigen des Lehrerkollegiums und des Schulpersonals über das Tourette-Syndrom, nicht nur die direkt zuständigen Lehrer und Heilpädagogen.
- Schulen sollten generell eine Regelung zur Abgabe und zur Einnahme von Medikamenten für Schüler haben.
- Wenn das Kind auf eine weiterführende Schule wechselt, könnte nochmals zusätzliche Unterstützung nötig sein.
- Individualisierte Lehrpläne sollten das Vorhandensein eines TS berücksichtigen.
- Falls das Kind geärgert oder gemobbt wird, sollten Sie zusätzlich Unterstützung in Pausen oder zu Randzeiten ermöglichen.
- Eine Vertrauensperson, die sich wöchentlich mit dem Kind trifft und auch sonst als Ansprechpartner zur Verfügung steht, sollte benannt werden.
- In besonderen Situationen, wenn laute vokale Tics sich als sehr störend auswirken, zum Beispiel bei Arbeiten im Stillen, sollten Sie dem betroffenen Kind ermöglichen, den Raum zu verlassen, da dies sonst einen bedeutenden zusätzlichen Stress darstellt.

Informationen für Eltern und Profis

- Ein Tourette-Syndrom ist keine Erkrankung, die durch rein psychologische Faktoren wie negative Erfahrungen oder eine schlechte Erziehung ausgelöst würde. Auch handelt es sich nicht um eine »schwierige Phase«. Das TS ist eine Erkrankung mit genetischer Grundlage, die zu einem breiten Spektrum von Tics bei den verschiedenen Betroffenen führt.

- Zusätzlich zu den eigenen Tics ist es gut möglich, dass das betroffene Kind auch noch mit Tics bei seinen Geschwistern und/oder Eltern konfrontiert ist, die u. U. auch an einem Tourette-Syndrom leiden. Dies gilt, genau wie beim betroffenen Kind selbst, auch für sogenannte Co-Morbiditäten. Dabei handelt es sich um weitere Erkrankungen, die besonders häufig zusammen mit einem Tourette-Syndrom auftreten. Dies sind in erster Linie das Aufmerksamkeitsdefizit-Hyperaktivitätssyndrom (ADHS), depressive Erkrankungen, Zwangserkrankungen und auch Autismus-Spektrumsstörungen.

- In einer Studie mit Schülern weiterführender Schulen wurden kürzlich die Hauptsorgen der betroffenen Kinder untersucht: Die konstante und negative Präsenz der Tics, die Anstrengung, diese zu unterdrücken, Sorgen bezüglich der Zukunft und bezüglich des Kennenlernens neuer Leute (»jeder denkt, dass ich seltsam bin«) wurden darin als wesentliche Themen genannt.

- Die betroffenen Kinder sagten auch, dass sie sich von ihren Schulen Hilfe bei Lernschwierigkeiten, Mobbing, Konzentrationsproblemen und in sozialen Situationen (Pause etc.) wünschen.

- Bezüglich der Faktoren, die die Tics verschlechtern, wurden von den befragten Kindern am häufigsten die folgenden benannt: Stress, Frustration, Aufregung und Langeweile. Faktoren, die die Tics vermindern, sind folgende: Körperliche Aktivität, Zusammensein mit Menschen, die man gut kennt, Dinge, die man gerne tut (viele Kinder mit TS haben einen praktischen Zugang zu neuen Sachen), Entspannung und – auch in der Schule – ein »Fingerspielzeug«, mit dem man herumspielen kann.
- Manche Lehrer sprechen in der Klasse offen über das TS und das kann hilfreich sein. Vorher sollte dies jedoch mit dem Kind und seinen Eltern besprochen worden sein. Die Tourette-Gesellschaften können hier Unterstützung bieten.
- Manche Kinder mit Tourette-Syndrom werden gemobbt und ausgegrenzt (Anstarren, gemeine Kommentare, Nachäffen der Tics, verletzende Spitznamen, Ausgeschlossen-Werden). Aus diesem Grunde ist es wichtig, dass andere Kinder das TS verstehen und viel darüber wissen. Eltern und Lehrer müssen sicherstellen, dass das Kind nicht gemobbt wird, und sollten Kinder mit TS dabei unterstützen, Freundschaften zu schließen.
- Es ist naturgemäß für das Lehrpersonal nicht einfach, zwischen Verhaltensweisen, die mit dem TS zusammenhängen, und anderem Verhalten, welches nichts damit zu tun hat, zu unterscheiden. Gleichermaßen ist es schwierig, immer die optimale Unterstützung bereitzustellen. Dennoch profitieren betroffene Kinder in der Schule grundsätzlich von einem Unterstützungssystem und einfühlsamen Lehrern, die zuhören und dem Kind glauben, was es über seine Erkrankungen sagt.
- Harte Konfrontationen durch Lehrer sollten vermieden werden.

• Das Kind, welches in diesem Buch beschrieben ist, ist erst neun Jahre alt und hat daher den Übergang auf eine weiterführende Schule noch vor sich. Insbesondere in dieser Phase werden aber zusätzliche Unterstützung und eine gute Planung von Nöten sein, sowohl auf Seiten der Eltern als auch der Lehrer. Es empfiehlt sich, die neue Schule im Vorhinein anzuschauen und Kontakt mit den dort Verantwortlichen aufzunehmen. Die Eltern sollten dem Lehrpersonal dort auch schriftliche Informationen zum Tourette-Syndrom im Allgemeinen und zu den Bedürfnissen ihres Kindes im Besonderen zur Verfügung stellen. Dazu gehören Infos über Interessen und auch mögliche Probleme. Weiterführende Schulen sollten ihrerseits diese Informationen annehmen und helfen, den Übertritt zu planen. Die neue Schule sollte ein Leitbild und Konzept haben, im Rahmen dessen Mobbing nicht geduldet wird. Idealerweise verfügt die Schule auch über ein Patensystem. Das Kind wird beim Schulübertritt einen erwachsenen Ansprechpartner an der neuen Schule, z. B. einen extra benannten Vertrauenslehrer, benötigen, an den es sich mit allen Problemen, die auftauchen könnten, wenden kann.

Bücher, Fachgesellschaften und andere Hilfen

Bücher

* Kirsten R. Müller-Vahl (2010) Tourette-Syndrom und andere Tic-Erkrankungen im Kindes- und Erwachsenenalter. Berlin: MWV Medizinisch Wissenschaftliche Verlagsgesellschaft.
* Pelle Sandstrak (2011) Herr Tourette und ich: Bericht eines glücklichen Menschen. Köln: Bastei-Lübbe.
* Manfred Döpfner (2010) Ratgeber Tics: Informationen für Betroffene, Eltern, Lehrer und Erzieher. Göttingen: Hogrefe Verlag.
* Aribert Rothenberger und Angela Scholz (2006) Mein Kind hat Tics und Zwänge. Erkennen, verstehen und helfen beim Tourette-Syndrom. Göttingen: Vandenhoeck & Ruprecht.

Fachgesellschaften

* Tourette-Gesellschaft Schweiz: http://www.tourette.ch
* Tourette-Gesellschaft Deutschland: http://www.tourette.de
* Österreichische Tourette-Gesellschaft: http://www.tourette.at

Anderes

Therapy shop: http://www.therapyshoppe.com Hier sind Fingerspielzeuge (fidget toys) erhältlich, die auch im Stillen im Klassenraum verwendet werden können.

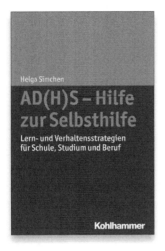

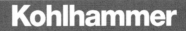